ANALYSE

DES

EAUX MINÉRALES

SPATHICO-MARTIALES.

DE PROVINS.

ANALYSE

DES

EAUX MINÉRALES

SPATHICO-MARTIALES

DE PROVINS,

Avec leurs propriétés dans les Maladies.

Faite par ordre du Gouvernement;

Par M. RAULIN, Docteur en Médecine, Pensionnaire & Conseiller-Médecin ordinaire du Roi, Censeur Royal, de la Commission Royale de Médecine, Inspecteur général des Eaux minérales du Royaume ; de la Société Royale de Londres, des Académies Royales des Belles-Lettres, Sciences & Arts de Prusse, de Bordeaux, de Rouen, de Rome, &c. &c.

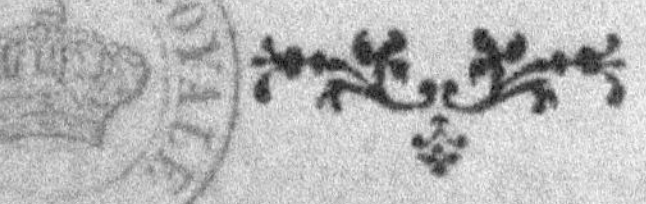

A AMSTERDAM;

Et se trouve A PARIS,

Chez P. FR. DIDOT le jeune, Libraire,
quai des Augustins.

M. DCC LXXVIII.

ANALYSE

DES

EAUX MINÉRALES

SPATHICO-MARTIALES

DE PROVINS.

Avec leurs propriétés dans les Maladies.

Faite par ordre du Gouvernement.

Par M. POISSON, Docteur en Médecine, Professeur ...

À AMSTERDAM,

Et se trouve À PARIS,

Chez P. Fr. Didot le jeune, Libraire,
quai des Augustins.

M DCC LXXVII.

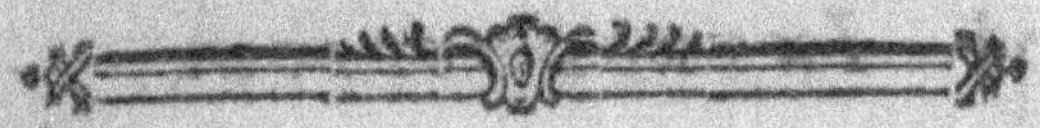

INTRODUCTION.

LES eaux minérales de Provins jouissoient, il y a près de deux siècles, d'une célébrité distinguée ; elles ont conservé jusqu'aujourd'hui les mêmes principes ; si elles ont été négligées, c'est parce qu'elles ont manqué d'observateurs propres à préconiser leurs propriétés, & à leur donner de la confiance. Un excellent chimiste (M. Opoix) en publia en 1770 une analyse, qui fait l'éloge de ses talens. J'ai fait des recherches d'après cet ouvrage sur les principes qui les minéralisent; je ne les ai pas trouvés exactement les mêmes (*a*); j'ai cependant obligation à M. Opoix de cette découverte; je ne l'aurois point faite sans doute, s'il ne m'en eût pas frayé les voies.

Les habitans de Provins &

(*a*) Il y a à Provins deux fontaines assez près l'une de l'autre : elles sont minéralisées par les mêmes principes ; cependant l'eau de celle qui touche aux fossés de la ville, est la plus riche en substances minérales, la plus usitée, & celle qui mérite le plus la confiance du public : je ne parlerai que de celle-ci dans l'Analyse suivante.

les perſonnes les plus notables
des environs, déſiroient depuis
long-temps d'établir auprès de
cette fontaine toutes les com-
modités néceſſaires; mais les
reſſources de la ville ne ſe ſont
jamais trouvées ſuffiſantes pour
en faire la dépenſe. La géné-
roſité de M. le marquis & de
madame la marquiſe de Saint-
Phálle, a ranimé leur pen-
chant pour le bien de l'humanité; ils n'ont conſulté que des
ſentimens patriotiques; ils ont
fait l'acquiſition de la fontaine,
& l'ont jointe à leurs domai-
nes, dans la ſeule vue de la

rendre plus généralement utile.

Les eaux minérales de Provins sourdent, pour ainsi dire, sous les murs de la ville, à portée de tous les secours nécessaires aux malades & aux convalescens ; elles sont près de Paris ; les routes qui y aboutissent de tous côtés, sont des plus belles du royaume, & les eaux des plus efficaces dans les maladies auxquelles elles sont propres ; on aura lieu de s'en convaincre par les expériences & les observations suivantes.

ANALYSE

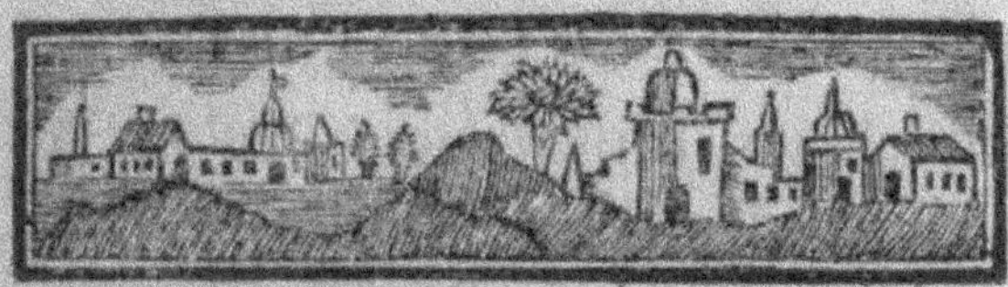

ANALYSE

DES

EAUX MINÉRALES

SPATHICO-MARTIALES

DE PROVINS,

Avec leurs propriétés dans les Maladies.

ARTICLE PREMIER.

Provins est une ville de la Brie Champenoise, située sur la rivière de Bouzie, au deſſous de Bray, à quatre lieues de la Seine, à douze de Meaux, & à dix-neuf de Paris. Les eaux minérales ſourdent à

A

quelques toises des fossés de la ville ; elles sont situées vers le midi , au pied d'une montagne assez élevée ; les couches qui la forment sont successivement de terre végétale , de sable , de glaise. On trouve dans celle-ci quantité de pyrites de figure irrégulière : on distingue vers le bas de la montagne une terre gypseuse & ocreuse.

La source qui fournit les eaux de Provins est abondante , & ne tàrit jamais ; elle est reçue & ramassée dans un puits de sept à huit pieds de profondeur , qui fournit assez d'eau pour suffire à tous les usages nécessaires à la santé , tant sur les lieux , que transportée dans les provinces. M. Opoix observe dans son analyse que ces eaux , en sortant de la source , ont un coup

d'œil louche, qu'elles tiennent fuf-
pendues de petites maffes ifolées
qui en troublent la tranfparence.
Si on les filtre, continue cet auteur, elles paroiffent parfaitement
claires, & il refte fur le filtre une
matière jaunâtre, ocreufe, diffo-
luble dans les acides. Cette analyfe a été faite à la fource par cet
excellent chimifte, qui n'a eu d'autre vue dans les recherches qu'il a
faites, que le bien de l'humanité
& l'avantage de fa patrie. J'ai dû,
pour remplir les devoirs d'infpec-
teur général des eaux minérales,
foumettre les eaux de Provins à
un nouvel examen, dont je rends
compte dans l'analyfe fuivante,
que M. Fourcy, maître en pharma-
cie, & apothicaire-major des ar-
mées du Roi, à faite à Paris fous
mes yeux.

A ij

ARTICLE II.

Analyse par le moyen des réactifs.

LES eaux minérales de Provins font très-limpides ; elles forment au fond des bouteilles un dépôt feuilleté & coloré ; lorfqu'on renverfe les bouteilles, le dépôt flotte dans l'eau fans en altérer la tranf-parence ; ce dépôt n'augmente pas de volume, & il ne fe forme en aucun temps lorfque l'eau a été filtrée.

§. I. Quelques gouttes d'huile de tartre, verfées dans un verre d'eau minérale de Provins, la font blanchir, & il fe fait un dépôt terreux au fond du vafe.

§. II. Quelques gouttes d'efprit volatil de fel ammoniac, étant ver-fées dans un verre de la même eau, la liqueur blanchit dans l'inftant, & il s'établit un précipité blanc qui fe dépofe au fond du vafe.

On doit inférer de ces expé-riences, que la terre abforbante qui eft en diffolution dans l'eau de Pro-vins, n'eft point de nature cal-caire; car l'alkali volatil n'a pas la propriété de précipiter cette terre (a).

§. III. Ayant verfé de l'efprit volatil de fel ammoniac dans un verre d'eau diftillée, dans laquelle on avoit fait fondre quelques grains de fel d'Epfom, ce liquide s'eft

---

(a) *Voyez* le Parallèle des Eaux mi-nérales, &c. chez *Didot le jeune*, quai des Auguftins.

troublé, & il s'y est formé un dépôt terreux, de même que dans le
second procédé.

Il paroît par le résultat de ces
expériences, que la terre des eaux
minérales de Provins est une terre
alkaline semblable à celle qui sert
de base au sel d'Epsom, & non pas
une terre alumineuse, attendu que
celle-ci ne se dépose pas au fond
de l'eau (*a*).

§. IV. Ayant étendu quelques
gouttes d'esprit volatil de sel ammoniac dans quatre onces d'eau
distillée, dans laquelle on avoit
fait fondre six grains d'alun de roche, la liqueur s'est troublée, le
précipité y est resté suspendu, elle
ne s'est éclaircie que de quatre
lignes à la surface. La terre alka-

______

(*a*) *Ibid.*

line au contraire, bien différente de la terre alumineuſe, ſe préci- pite toujours au fond du vaſe. L'eau minérale de Provins ne contient donc point de terre calcaire, ni de terre alumineuſe, comme il eſt démontré par l'effet de l'alkali vo- latil, qui ne trouble jamais une diſſolution de terre purement cal- caire : celle-ci a la propriété de reſter en diſſolution avec l'acide cauſtique provenant de l'alkali volatil ; ce qui eſt ſuffiſamment prouvé dans le Parallèle des Eaux minérales.

§. V. Le ſavon ne mouſſe point avec l'eau minérale de Provins, au contraire il s'y décompoſe, & forme un ſavon terreux, dont une partie ſurnage la liqueur, & l'autre la rend laiteuſe, ſans qu'étant agi- tée il s'y forme d'écume.

A iv

§. VI. Le même procédé ayant été réitéré avec l'eau de puits, le savon n'a point moussé; il s'est formé, de même que dans l'expérience précédente, une espèce de crême qui a nagé à la surface : l'autre partie s'est caillebotée & précipitée au fond de l'eau.

Cette différence provient de ce que l'eau de puits est très-séléniteuse, & que celle de Provins contient du sel marin à base terreuse. On sait que la combinaison de l'acide marin avec l'alkali minéral du savon, c'est-à-dire le sel marin régénéré, tombe plutôt en déliquescence que celle du même alkali avec l'acide vitriolique ; celui-ci conserve difficilement son eau de cristallisation, & tombe en efflorescence.

On doit inférer de ces observa-

tions, que le sel de Glauber retenant plus d'eau que le sel marin,
le caillebot qui se forme dans une
eau purement séléniteuse doit être
plus compacte que celui qui est formé par l'acide marin, tel que celui
dont est imbue l'eau minérale de
Provins.

§. VII. Une petite quantité de
savon, dissoute dans une même
quantité d'eau de rivière, produit
une mousse que celles des procédés V & VI ne donnent point. Il
paroît par ces expériences com-
parées, que l'eau minérale de Provins n'est pas propre à des usages
domestiques, à moins que l'acide
qu'elle contient ne soit volatil &
ne s'évapore par l'ébullition : ce
problême sera éclairci dans la suite
de cette analyse.

A v

§. VIII. Quelques gouttes d'une solution nitreuse mercurielle, répandues dans un verre d'eau minérale, y ont produit un précipité jaunâtre, qui cependant, étant bien lavé, ne ressemble point au turbith minéral. Cette couleur jaune provient sans doute de la substance martiale entièrement détériorée ; cela est d'autant plus vraisemblable, que lorsqu'on ajoute à une eau minérale qui contient du fer en dissolution par tout autre acide que le vitriolique, une dissolution nitreuse mercurielle, le mercure se combine avec l'acide qui tenoit le fer en dissolution. L'acide nitreux passe au fer & le réduit en *crocus*, qui colore le précipité en jaune sale, couleur qui ne ressemble point à celle du turbith minéral ; c'est une observation de

Juncker, qu'on doit rapporter aux eaux minérales de Provins.

ARTICLE III.

Analyse par le moyen de l'éva-poration.

§. IX. A YANT exposé à l'éva-poration une pinte d'eaux miné-rales de Provins, dans une capsule de verre, à un feu de sable très-doux, il s'est d'abord formé une pellicule qui s'est brisée en plu-sieurs paillettes flottantes dans ce liquide ; l'évaporation parfaite a produit un résidu d'environ vingt grains : ce résidu attire l'humidité de l'air, ce qui annonce l'existence, dans ces eaux, d'un autre acide que celui de vitriol. Ce même ré-sidu, macéré pendant vingt-quatre

heures dans quatre onces d'eau diftillée, ayant été décanté enfuite
de deffus une matière infoluble &
filtrée, ne pouvoit qu'être dé-
pouillé, par cette opération, de
toute fa partie faline & foluble.

§. X. Six gouttes d'eau mercurielle nitreufe, verfées dans la moi-
tié de la liqueur filtrée, ont produit un précipité blanc : cette expérience démontre que la liqueur
jaunâtre du précipité mercuriel
dont il eft fait mention dans le
huitième paragraphe, provient du
fer & non de l'acide vitriolique.

§. XI. L'acide nitreux affoibli
par trois fois fon poids d'eau diftillée, verfé peu à peu & à différentes reprifes fur le réfidu infoluble refté dans la capfule, a produit une effervefcence vive & très-

marquée. La liqueur filtrée, après
une entière faturation, a formé un
réfidu inattaquable par les acides; cette nouvelle combinaifon a
donné une odeur de fleurs de pêcher, comme il arrive toutes les
fois que l'on fait une diffolution
de la terre abforbante avec cet
acide. Ne doit-on pas préfumer de
cette expérience, que le réfidu qui
s'eft combiné avec l'acide nitreux
eft de nature terreufe?

§. XII. Après avoir extrait du
réfidu toute la partie foluble par
le moyen de l'acide nitreux, &
ajouté à la diffolution deux onces
d'eau diftillée, le tout ayant été
filtré, on en a mis le quart dans
un verre, on y a verfé fix gouttes
d'eau mercurielle nitreufe; ce mélange n'a pas caufé de changement

à la diaphanéité de l'eau, ce qui prouve qu'il ne contenoit ni acide marin, ni acide vitriolique.

§. XIII. Quelques gouttes d'huile de tartre par défaillance, ajoutées à l'autre quart de la diffolution précédente, la liqueur s'eft troublée, & il s'eft fait un dépôt confidérable, relativement à la petite quantité de nitre à bafe terreufe formé par le réfidu.

§. XIV. Quelques gouttes d'efprit volatil de fel ammoniac, verfées fur le troifième quart de la diffolution, l'ont blanchie; mais le précipité a été beaucoup moins confidérable que celui qui étoit réfulté du mélange de l'alkali fixe.

Ne doit-on pas inférer du réfultat de ces expériences, que la fubftance terreufe abforbante ou ma-

gnéfie, contient un peu de terre
calcaire indiquée par l'odeur de
fleurs de pêcher, obtenue dans le
onzième procédé de fa diffolution
avec l'acide nitreux ?

§. XV. Ayant ajouté quelques
gouttes d'huile de tartre à la liqueur reftante du neuvième procédé, tout eft refté clair & limpide ; n'eft-ce pas une preuve évidente que cette fubftance faline
n'eft point à bafe terreufe ?

§. XVI. Quatre onces d'eau minérale, provenant d'une plus grande quantité, ont donné par la dif-
tillation dans une cornue de verre,
placée fur un feu gradué, une couleur pourpre, à une once de teinture de tournefol, dans un récipient exactement adapté à la cornue ; ce qui prouve évidemment

que la partie éthérée volatile de l'eau minérale de Provins, est de nature acide. La superficie de l'eau restée dans la cornue étoit recouverte d'une pellicule, & il s'étoit formé au fond un précipité rougeâtre.

§. XVII. On a transvasé l'eau de la cornue dans une grande capsule de verre : le dépôt étant à sec, on y a versé peu à peu, & à différentes reprises, de l'esprit de vitriol qui a produit une effervescence considérable. La couleur rougeâtre a disparu après la saturation parfaite, & le dépôt a pris une couleur très blanche.

§. XVIII. Cette liqueur s'étant éclaircie par résidence & ayant été décantée, on l'a partagée en deux portions égales. Six gouttes d'alkali

fixe saturé de la matière colorante
du bleu de Prusse, répandues sur
l'une, & six gouttes de la liqueur
teignante de Meyer, versées sur
l'autre, ont donné un très-beau
bleu de Prusse ; ce qui démontre
que le dépôt étoit en partie ferrugineux.

§. XIX. On a séparé du dépôt
blanc tout le vitriol qu'il contenoit, on l'a lavé dans plusieurs
eaux, & égoutté toute l'humidité ;
on y a versé ensuite huit gouttes
d'eau mercurielle nitreuse qui n'en
a pas, pour ainsi dire, altéré la
couleur. On y a ajouté de l'eau
bouillante : alors la nouvelle combinaison de l'acide vitriolique avec
le mercure s'est montrée sous la
couleur jonquille qu'on remarque
au turbith minéral.

§. XX. Le nouveau nitre calcaire retiré des lotions du turbith
minéral, a été partagé en trois portions égales ; six gouttes d'eau mercurielle nitreuse n'ont occasionné
dans la première ni dépôt, ni
changement de couleur ; la seconde
a été précipitée par un alkali fixe ;
la troisième, dans laquelle on avoit
ajouté six gouttes d'alkali volatil,
est restée limpide : de-là on doit
conclure que cette terre est de nature calcaire. La dissolution nitreuse mercurielle met dans le plus
grand degre d'évidence, que ce
nouveau nitre calcaire étoit totalement dépourvu d'acides vitriolique & marin.

§. XXI. Quatre onces d'eau minérale exactement distillée, ayant
été reçues dans un récipient en-

duit d'huile de tartre, ont donné
une saveur légèrement saline, mais
point alkaline. Douze gouttes d'une
dissolution nitreuse mercurielle,
versées dans une once de cette
eau, se sont précipitées en blanc:
on doit en conclure que l'acide volatil qui tient en dissolution les
substances terreuse & martiale
de cette eau minérale, est analo-
gue à celui du sel marin que M.
Sage a nommé *acide marin volatil*,
désigné par quelques néologues
par le nom d'*air fixe*.

§. XXII. L'eau de la cornue, qui,
avant la distillation, avoit été privée de son dépôt ferrugineux, a
été mise dans une capsule de verre, afin de donner au dépôt le
temps de se former & de se ras-
sembler au fond. L'eau surnageante

étant décantée par inclinaison, quelques gouttes d'huile de vitriol versées sur ce dépôt y ont produit une effervescence. Quatre onces d'eau distillée ayant été ajoutées à ce mélange après la saturation parfaite, il s'est formé un nouveau dépôt de couleur grise, qui a paru être de la sélénite. Après avoir décanté la liqueur de dessus cette sélénite, elle a été partagée en trois portions égales. On a mis dans les deux premières de l'alkali fixe saturé de la matière colorante du bleu de Prusse & de la liqueur teignante de Meyer, sans en avoir obtenu un atôme de bleu. On doit présumer d'après ce procédé, que toute la substance martiale de cette eau s'est précipitée spontanément; cependant on aura lieu de se convaincre, d'après les expériences ſuivantes, que le fer y eſt combiné d'une manière plus intime.

Dans la troiſième portion, on a verſé quelques gouttes de diſſolution nitreuſe mercurielle qui s'eſt précipitée en turbith minéral, qui n'a pu provenir que de l'acide vitriolique qui a ſervi pour diſſoudre la ſubſtance terreuſe qui avoit fourni la pellicule formée à la ſurface de l'eau diſtillée.

L'eau minérale de Provins ne contient donc point d'acide vitriolique ; on l'a vu par le ſecond procédé : de-là on doit conclure que toutes les ſubſtances qui minéraliſent l'eau de Provins, n'y ſont tenues en diſſolution que par un acide volatil de la nature de celui du ſel marin.

On doit cependant obſerver que le dépôt ferrugineux qui ſe forme spontanément dans les bouteilles où l'on conserve l'eau minérale, ne contient point la totalité du fer qui existe dans cette eau, comme il paroîtra par les expériences suivantes faites par les réactifs dans l'eau minérale filtrée.

§. XXIII. Un verre d'eau minérale imprégnée de six gouttes d'esprit de vitriol, est devenue bleue par le moyen de six gouttes d'alkali Prussien. Une pareille quantité d'eau distillée, imbue des mêmes mélanges, a resté parfaitement pure ; on voit clairement par le résultat de cette double expérience, que l'eau minérale de Provins n'a pas été dépouillée, par le premier dépôt, de toute sa substance martiale.

§. XXIV. Douze gouttes de dif-

folution mercurielle nitreufe, étant
verfées dans un verre d'eau minérale, dans le moment cette eau
a pris une couleur fauve ; il s'eft
enfuite formé un dépôt de la même
couleur, & une pellicule irifée fur
fa furface. On a décanté l'eau par
inclinaifon après qu'elle a été
éclaircie, & que le dépôt a été
formé ; on a enfuite verfé de l'eau
chaude fur le précipité, qui n'en
eft pas devenu plus jaune. On a
enfin décanté cette nouvelle eau
de deffus le dépôt : elle avoit à fa
furface, comme la première, une
pellicule irifée ; ce précipité n'a
pas paru être du turbith minéral,
il n'avoit rien en quoi il pût lui
reffembler : il feroit plus vraifem-
blable qu'il fût compofé du mercure de la diffolution & de l'acide
marin de l'eau minérale, & que

cette nouvelle combinaison n'eût été colorée que par un peu de fer fourni par l'eau. On a déja vu qu'elle n'en a pas été entièrement dépourvue par le premier dépôt.

On feroit dans l'erreur si l'on croyoit que, s'il existoit une subſtance martiale dans l'eau minérale de Provins après l'avoir privée de ſon premier dépôt par la filtration, cette ſubſtance auroit été diſſoute par l'acide nitreux, lorſque le mercure en a été ſéparé pour s'unir à l'acide de l'eau minérale.

Les chimiſtes n'ignorent pas que l'acide nitreux le plus pur, en diſſolvant le fer, le prive de ſon phlogiſtique, & qu'il n'a pas la propriété de s'y tenir en diſſolution. On ne peut pas trouver l'acide nitreux dans un état de pureté plus grande

grande que celle où il est après avoir dissous le mercure , & qu'il est noyé ensuite dans une grande quantité d'eau. Aussitôt qu'on a ajouté l'eau, la dissolution mercurielle se trouble, & il se forme un précipité, qui n'est autre chose qu'un mercure corné. Un nombre d'expériences prouvent qu'on peut priver l'acide nitreux de tout l'acide marin qu'il contient, & bien plus aisément que par une dissolution lunaire.

§. XXV. Un verre d'eau minérale dans lequel on a versé un peu de teinture de tournesol, a passé du bleu au rouge pourpre, presque dans l'instant du mélange.

§. XXVI. Un gros de sirop violat, étendu dans un verre d'eau minérale, a donné à celle-ci une

teinte verdâtre, qui a pris infenfi-
blement de l'intenfité jufqu'à ce
que cette couleur a été marquée.

Ce réactif eft trop infidèle pour
pouvoir déduire de fes effets des
conféquences toujours juftes ; fi
l'on en juge par cette expérience,
on ne peut pas attribuer la couleur
verte que l'eau a prife par le mélange du firop violat, à la préfence
d'un alkali qu'il faudroit fuppofer
gratuitement exifter dans l'eau de
Provins ; on doit penfer au contraire que la couleur verte eft oc-
cafionnée par le mélange du bleu
de la violette, & de la couleur
jaune du fer réduit à l'état d'ocre.

§. XXVII. Ayant mis à évapo-
rer deux pintes d'eaux minérales
à un feu de fable dans une capfule
de verre, il s'eft formé infenfible-

ment une pellicule à la furface de
l'eau, qui fe précipitoit au fond à
mefure qu'elle prenoit de la con-
fiftance. Une partie de cette pellicule s'attachoit à la cornue à mefure que l'eau s'évaporoit. La liqueur ayant été réduite à un huitième, on l'a filtrée pour en continuer l'évaporation dans une capfule plus petite.

§. XXVIII. Ayant verfé peu à
peu, & à différentes reprifes, fur
le premier réfidu de l'évaporation,
de l'efprit de nitre noyé dans trois
fois fon poids d'eau diftillée, il
s'eft fait chaque fois un mouvement d'effervefcence. Après une
parfaite faturation, on y a ajouté
quatre onces d'eau diftillée, & on
a mis le tout fur un bain de fable
chaud ; il s'eft formé un dépôt in-

foluble qui s'eft précipité au fond de la capfule. La liqueur furnageante a été effayée avec une diffolution mercurielle nitreufe : le mercure s'eft précipité en blanc. Une autre portion de la même liqueur s'eft troublée par l'alkali fixe ; & une troifième n'a pas donné le moindre figne de la préfence du fer, par l'alkali faturé de la matière colorante.

§. XXIX. La liqueur reftante du n° 27, après avoir été entièrement évaporée, a laiffé un cercle ferrugineux adhérent à la capfule, & au milieu de ce cercle un dépôt falin très-blanc qui attire l'humidité de l'air ; c'eft un fel marin à bafe terreufe. Quelques gouttes d'acide nitreux affoibli par trois fois fon poids d'eau diftillée,

y a excité un mouvement d'effervefcence ; cet acide promené fur
le cercle ferrugineux , l'a fait dif-
paroître. Deux onces d'eau diftillée & deux gouttes d'alkali Pruf-
fien , ajoutées à ce mélange , lui
ont donné dans le moment une
couleur verte, qui a été le produit
du bleu de Pruffe mêlé avec la
partie ocreufe non diffoute.

Il paroît par toutes ces expériences, que l'eau minérale de Provins eft compofée d'une terre abforbante , d'une terre calcaire, &
de fer ; ces trois fubftances y font
tenues en diffolution par l'acide
marin, rendu volatil par le mélange
d'une matière graffe qui paroît fen-
fiblement fur les pellicules qui fe
forment à la furface de l'eau lors
de l'évaporation. Il eft démontré
par les mêmes expériences, que le

fer conserve une intime union avec l'eau minérale pendant toutes les épreuves auxquelles on la soumet dans les expériences analytiques ; ee qui les rend très-précieuses dans les maladies auxquelles elles font propres.

§. XXX. La poudre de noix de galle donne dans un instant à l'eau de Provins une couleur rouge pourpre ; ce qui n'auroit point lieu fi la substance martiale avoit été totalement précipitée.

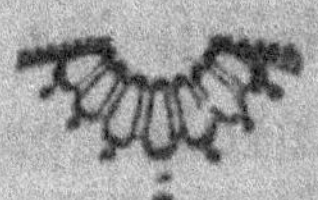

ARTICLE IV.

Examen du Dépôt insoluble des Eaux minérales de Provins.

§. XXXI. Ce dépôt craque sous la dent comme feroit un sable très-fin, cependant il n'en a pas la dureté.

Cette matière, exposée à la flamme bleue d'une chandelle, a pris une couleur brune tirant sur le rouge ; il est très-vraisemblable que c'est une substance martiale détériorée au point de n'être plus attaquable par les acides ; elle se trouve confondue avec une sélénite particulière combinée avec l'acide marin, ou, pour mieux dire, une substance quartzeuse.

B iv

ARTICLE V.

Conclusion de l'Analyse.

ON doit considérer l'eau de Provins comme étant minéralisée par une terre vitrescible, par une terre absorbante de la nature de la magnésie, par une terre calcaire, par une petite portion de sel marin à base alkaline, & par une substance martiale tenue en dissolution par l'acide marin rendu volatil, laquelle substance est assez adhérente pour résister à une évaporation quelconque.

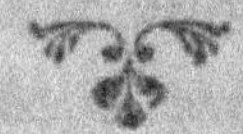

ARTICLE VI.

Remarques & Observations sur les principes qui minéralisent l'eau de Provins, d'après les procédés précédens.

L'EAU minérale de Provins ne contient point d'alun, ni d'acide vitriolique ; nous l'avons démontré. Si dans le principe de sa minéralisation l'alun & le vitriol y entrent pour quelque chose, & s'ils sont fournis par les pyrites qui sont assez abondantes dans le terrain qui domine la source & le bassin, ils ne tardent pas à être décomposés par la terre absorbante dont l'eau est imbue (*a*).

(*a*) *Voyez* le Parallèle des Eaux minérales.

B v

Les chimiftes conviennent una-
nimement que les pyrites donnent
naiffance au vitriol martial, à l'a-
lun ou au foufre. Quoique les pyrites aient cette propriété, peut-
on en conclure que ces trois fubftances doivent toujours refter dans
le même état? Nous avons cité des
expériences qui prouvent que le
vitriol & l'alun peuvent être décompofés par une terre abforbante, fur-tout lorfque cette terre eft
combinée avec tout autre acide
que celui du vitriol. Le fer peut fe
trouver dans les pyrites combiné
avec l'acide vitriolique; mais s'il
vient à rencontrer une terre abforbante diffoute par un autre acide,
il fe fait fur le champ une double
décompofition par le changement
des acides & des bafes; c'eft ce
qui arrive à l'eau minérale de Pro-

vins ; car aucune des expériences précédentes n'a démontré la présence de l'acide vitriolique, & toutes ont prouvé que l'acide marin tient en diſſolution toutes les ſubſtances que nous y avons reconnues.

L'acide marin, dit M. Sage, n'eſt que l'acide vitriolique modifié par le phlogiſtique, ou le principe odorant des corps qui commencent à paſſer à la putréfaction : c'eſt un acide très-commun ; il ſe trouve combiné, ſoit avec l'alkali minéral, comme dans l'eau de la mer, dans celles de certaines ſources & dans le ſel gemme, ſoit avec la plupart des ſubſtances métalliques, avec leſquelles il forme des mines dites *ſpathiques*, ou *métaux cornés* ; c'eſt par-là que l'eau de Provins n'eſt pas vitriolique. On

B vj

peut, à plus juste titre, la nommer *eau spathico-ferrugineuse*, par la raison que le fer y est en dissolution par l'acide marin.

Ce qui confirme ces expériences, & prouve que ces eaux ne sont pas vitrioliques, mais seulement spathiques, c'est que l'alkali saturé d'acide animal précipite le fer en très-beau bleu, sans qu'il soit nécessaire d'en aviver la couleur (a). Le fer combiné avec l'acide marin a cette propriété, nous l'avons démontré dans le Parallèle ; cette dissolution martiale n'a pas les mêmes inconvéniens du vitriol martial qui, lorsqu'il est en dissolution, laisse continuellement s'échapper une terre ocreuse, & forme tou-

―――――――――――――――――――

(a) *Voyez* l'Analyse de M. Opoix, page 10.

jours une pellicule à la surface du
liquide qu'il tient diſſous. La diſſolution au contraire de celui qui
eſt combiné avec l'acide marin
tient plus fermement, & le fer dont
elle eſt chargée n'eſt pas ſuſcep-
tible de ſe détériorer.

Il y a plus d'un an que M. Fourcy
conſerve une ſolution martiale ſpa-
thique qui provient de la décom-
poſition du vitriol de mars par
l'huile de chaux, ſans qu'il ſe ſoit
formé de dépôt ni de pellicule, &
avec laquelle, par le moyen de
l'alkali Pruſſien, il forme de très-
beau bleu de Pruſſe, ſans avoir
recours aux acides pour l'aviver.
Le bleu de Pruſſe au contraire, qui
eſt fait avec le vitriol martial ordinaire, donne toujours une teinte
verdâtre, occaſionnée par la partie ocreuſe qui, par ſa couleur

jaune , forme une couleur verte qu'on ne peut aviver qu'en diffol- vant l'ocre par un acide quel- conque.

Il ne nous a pas été poffible d'appercevoir la moindre trace de turbith minéral , lorfque nous nous fommes fervis d'une diffolution mercurielle nitreufe ; nous ne pen- fons pas cependant que M. Opoix fe foit fait illufion en l'annonçant dans fon Analyfe des Eaux de Pro- vins. Il eft poffible que l'eau fraî- chement puifée à la fource con- ferve quelques portions de vitriol, & même d'alun , s'il eft vrai qu'il y en exifte en quelque temps ; ce qui proviendroit de la décompo- fition non achevée de ces deux fubftances par le fel marin à bafe terreufe.

L'eau minérale de Provins, pour

n'être pas vitriolique ni alumineuse, n'en est pas moins propre
à être employée en médecine; au
contraire, une eau spathique ferru-
gineuse est toujours préférable,
parce que le fer dont elle est imbue
n'est pas susceptible de se détériorer; par conséquent il est plus
propre à conserver ses propriétés
apéritive & tonique. Ce même fer
au contraire, en passant à l'état
d'ocre, perd ses vertus, & devient styptique. Boerhaave observe à ce sujet, contre le senti-
ment d'Hoffmann, que les eaux
vitrioliques ne sont pas propres à
être employées en médecine, à
cause du dépôt ocreux qui s'y
forme continuellement.

M. Opoix donne comme un fait
avéré, que le fer dans les eaux minérales n'est uni à d'autres acides

qu'à l'acide vitriolique ; ce chimiste éclairé se fonde sur l'autorité des grands maîtres. Si les eaux minérales de Provins sont dans ce cas, étant prises & analysées à la source même, elles forment une classe nouvelle, & font une exception à la règle générale. Il est démontré que c'est l'acide marin qui existe dans ces eaux analysées à Paris, & non pas l'acide vitriolique.

Les pyrites pourroient avoir fourni le vitriol martial, mais ce sel métallique a été nécessairement décomposé dans les eaux que nous avons analysées par le sel marin à base terreuse. Ce jeu de décomposition a lieu, comme nous l'avons observé dans le Parallèle : les chimistes peuvent s'en convaincre, en mêlant du sel marin à base

calcaire dans une folution de vitriol martial ; ils s'appercevront
bientôt que l'acide du vitriol paffe
à la terre calcaire, en même temps
que l'acide marin s'unit avec le
fer.

Non-feulement le fel marin à
bafe terreufe a la propriété de dé-
compofer le vitriol martial, il produit encore le même effet fur l'alun.
Il y a lieu de croire que le réfidu
infoluble eft une fubftance quart-
zeufe, mélangée avec une terre
martiale abfolument détériorée,
& que le quartz ne provient que
de la terre alumineufe minéralifée
par l'acide marin.

S'il eft déja prouvé que ces deux
fels peuvent être décompofés par
le fel marin à bafe terreufe, il ne
s'agit plus que de démontrer la
préfence de l'acide marin dans les

eaux de Provins, pour éclaircir un problême qui ne doit plus l'être. 1° Par le seizième procédé, il devient senfible qu'il exifte un acide dans les eaux de Provins, puifque la teinture bleue de tournefol a paffé au rouge. 2° Par le procédé 21, on a faturé l'huile de tartre du récipient, avec laquelle on a précipité une diffolution nitreufe mercurielle en blanc ; ce qui démontre le caractère de l'acide marin.

Ce n'eft donc point par les pyrites qui font à portée de la fource, qu'on peut déterminer les fubftances falines qui font contenues dans les eaux de Provins.

Le fer qui eft diffous dans l'eau, eft tenu en diffolution par le moyen d'un acide ; la ténacité de cette diffolution eft toujours en raifon de la fixité de l'acide avec lequel il est combiné. On connoît par de nombreuses expériences, que l'acide marin retient le fer plus fermement que l'acide vitriolique qui, étant plus caustique, le réduit à l'état d'ocre. En général, le fer est soluble dans tous les acides. L'acide nitreux est celui qui calcine le fer le plus énergiquement ; c'est celui qui approche le plus des substances animales & végétales, dont il fait souvent une des parties constituantes, selon Boerhaave.

La décomposition du savon par les eaux de Provins, que nous avons observée au cinquième procédé, prouve que cette eau contient un sel à base terreuse. La précipitation de cette terre par un alkali fixe, en est encore une preuve évidente ; il seroit inutile de nous étendre davantage sur cet objet.

Il est démontré par le quinzième procédé, que les eaux de Provins contiennent, outre les autres subs-tances qui les minéralifent, une petite portion de sel marin à base alkaline, qui ne contribue pas peu à l'étendue de leurs propriétés.

Nous n'avons pas recherché dans les eaux de Provins la quan-tité de chacune des subftances dont elles font imbues ; il n'eft pas ici queftion d'une exacte docimafie : on n'exploite pas les eaux comme on exploite une mine, pour en re-tirer tout ce qu'elle contient de matières métalliques ; il fuffit d'a-voir démontré que le total de ces subftances eft de vingt grains par chaque pinte d'eau. Il feroit pof-fible de retirer la petite quantité de sel marin à base alkaline, par une évaporation fpontanée ; toute autre évaporation fourniroit des résultats infidèles, parce qu'il se fait continuellement des déperditions de substances, des décompositions & de nouvelles combinaisons : d'ailleurs, il n'est pas possible d'évaluer la quantité d'acide volatil qui se perd pendant l'évaporation ; quantité qui peut être équivalente à toutes les autres substances que nous avons déterminées à vingt grains par pinte d'eau minérale.

Nous avons reconnu par d'autres expericnces, que l'eau de Provins, exposée à Paris pendant quinze jours à l'air libre, conserve encore les principes qui les minéralisent, & une partie de sa substance martiale ; ce qui prouve qu'elle peut être transportée à la capitale & dans les provinces, sans perdre que très-peu des propriétés

qu'on lui reconnoît à la source, &
même sans en perdre, si l'on bou-
che exactement les vaisseaux.

ARTICLE VII.

Qualités des Eaux de Provins,
déduites des principes qui les
minéralisent.

LES trois terres qui entrent dans
la minéralisation des eaux de Provins sont de la classe des absorban-
tes, elles sont dissoutes & tenues en
dissolution par les acides ; ces substances terreuses paroissent différentes entr'elles ; cependant elles
ne diffèrent pas les unes des autres
par leurs qualités générales, ce
qui fait que le même dissolvant
leur est également propre. On sait
que toutes les terres sont dans des
états différens d'élaboration, d'at-

ténuation, de mixtion, de combinaifon, qui leur donnent des propriétés variées & quelquefois op-
pofées, quoiqu'elles foient les mêmes entr'elles, & qu'elles proviennent en général des mêmes
principes : telles font la terre vi-
trefcible, l'alkaline & la calcaire
qui minéralifent les eaux de Provins.

Les parties folides des corps des
animaux, principalement les os
& les tendons, font en grande partie tiffus de terre calcaire ; ce qui,
fans doute, a fait confidérer celle-
ci comme une terre animale. Les
os, & les autres parties qui leur
font analogues par leur principe
terreux, font diffous par les acides, de même que la terre & les
pierres calcaires. L'analogie de
celles-ci avec les autres fubftances

animales, infinue déja qu'elles font propres, étant diffoutes par les acides, à pénétrer dans la maffe des liquides par les voies des premières & des fecondes digeftions, à réparer, à fortifier & nourrir les fubftances animales qui participent à leur nature. Il n'en eft pas de même des autres terres, auffi ne peuvent-elles pas être diffoutes par les mêmes menftrues; elles feroient plus propres, excepté dans quelques cas rares, à nuire au corps humain par leur ufage, qu'à favorifer la nature dans le foin qu'elle prend de fa confervation. Les différentes efpèces de terre abforbante font donc les feules qui, étant diffoutes par les acides, puiffent pénétrer dans la maffe des liquides, & s'y affimiler.

Le fer eft un des principes les plus

plus essentiels parmi ceux qui minéralisent les eaux de Provins ; il
y est si adhérent, qu'il n'en est
point totalement séparé par les
plus fortes épreuves, comme nous
l'avons déja observé. S'il est quelque état des substances martiales
à la faveur duquel elles puissent
parvenir dans la masse des liquides
par le moyen de la digestion, c'est
celui où elles se trouvent dans les
eaux de Provins. Nous avons déja
observé dans le Parallèle des eaux
minérales d'Allemagne (*a*), qu'il
est rare, & peut-être impossible
que le fer passe dans la masse des
liquides par les voies ordinaires
du chyle. Nous avons été auto-
risé dans ce doute par les senti-
mens de Vanhelmont, & nous le

____

(*a*) Page 126 & suiv.

sommes aujourd'hui de plus en plus par l'expérience suivante que nous devons au docteur With.

Cet auteur (*a*) fit avaler à un chien qui avoit jeûné trente-six heures, une livre d'un mélange de pain & de lait, dans lequel il étoit entré une once & demie de sel de mars fondu dans une suffisante quantité d'eau, & filtré. Une heure après il ouvrit le chien ; « il ramassa » dans le canal thorachique, près » d'une demi-once de chyle, dont » la couleur n'éprouva aucune al- » tération, quand il le mêla avec la » teinture de noix de galle. Ayant » ensuite fait fondre un quart de » grain de sel de mars dans le chy- » le, & versé de la teinture de noix

---

(*a*) Traité des Vapeurs & Maladies nerveuses, tome ij, page 172 & suiv.

» de galle, le chyle prit une cou-
» leur pourpre foncé. »

Il paroît évidemment par cette observation que le fer, même dans un état de diffolution, ne parvient pas par la voie des digeftions juf- que dans la maffe du fang. Quand bien même il y parviendroit, il ne fauroit s'affimiler avec les li- quides animaux, par rapport à la dureté de fes parties ; cependant il produit des effets précieux & fenfibles dans le dérangement des fonctions animales, lorfqu'on en fait un ufage modéré , & princi- palement lorfqu'il eft combiné dans les eaux minérales, qui le tiennent dans une diffolution parfaite. L'é- tat d'une parfaite diffolution où il eft dans les eaux de Provins, n'a prefque pas d'exemple fembla- ble, puifque dans les autres eaux minérales qui font imbues d'une fubftance martiale, le fer fe précipite fpontanément, comme dans celles de Paffy, ou par l'évaporation, comme dans les autres eaux martiales ; au lieu que dans celles de Provins, il eft prefque inféparable de la fubftance aqueufe des autres principes qui les minéralifent.

La raifon de l'extrême divifion du fer & de fa grande adhérence dans les eaux de Provins, nous a paru confifter en ce que l'efprit éthéré volatil minéral qui le tient en diffolution, eft un véritable acide marin, & non pas un acide vitriolique, comme on l'a cru jufqu'aujourd'hui.

Le fer diffous dans l'acide marin ne perd pas fon phlogiftique, il conferve parfaitement fes vertus

tonique, apéritive, abſorbante ;
au lieu que celui qui eſt diſſous
par l'acide vitriolique eſt réduit
par ce menſtrue à l'état d'ocre ;
il devient terreux, ſtyptique, nau-
ſéabond comme celui des eaux
de Spa, & il eſt ſouvent plutôt
nuiſible qu'utile dans les maladies
auxquelles on remédieroit par des
ſubſtances martiales tenues en diſſolution par un acide marin, tel
que celui qui forme l'eſprit éthéré
volatil minéral des eaux de Provins.

Le ſel marin qu'on obtient des
eaux de Provins par le moyen de
l'évaporation, contribue efficace-
ment à entretenir l'activité des
autres principes, à ſoutenir leurs
vertus intrinſèques, & à perfec-
tionner leur combinaiſon.

L'acide marin volatil, en tenant

en diſſolution les différentes ſubſtances qui minéraliſent les eaux
de Provins, augmente leurs vertus
en leur donnant une activité plus
énergique , en les retenant plus
long-temps en diſſolution par une
cohérence ſingulière qui n'a pas
ordinairement lieu dans les eaux
minérales connues ſous le nom d'*a-
cidules*. Cet acide volatil devient
par ſon concours le principe le
plus général , le plus abondant &
le plus utile des eaux de Provins.

Les principes terreux de trois
différentes dénominations , tous
ſpathiques ou calcaires, qui entrent
dans la combinaiſon des eaux minérales de Provins, pénètrent dans
la maſſe des liquides à la faveur de
l'eſprit acide volatil qui les tient
en diſſolution. Ces principes ſont
toniques, abſorbans, propres à

modérer l'âcreté de la maſſe des liquides, à entretenir ou à rétablir leur denſité naturelle; ils ſont d'ailleurs rafraîchiſſans, vulnéraires, déterſifs; ils modèrent les excrétions trop abondantes, & les rétabliſſent dans l'ordre de la nature.

Le fer tel qu'il exiſte dans les eaux de Provins comme principe, eſt tonique, apéritif, ſtomachique, & propre à abſorber les acidités des premières voies : il remédie à la diſſolution des liquides, en réchauffant l'action ſyſtaltique des ſolides. Quand bien même le principe martial des eaux de Provins ne paſſeroit pas dans la maſſe des liquides en agiſſant ſur les premières voies, il rétabliroit & perfectionneroit les digeſtions, en portant avec toutes ſes vertus ſur les fibres membraneuſes de l'eſtomac & du canal intestinal. De telles propriétés des substances martiales sur ces organes, intéressent toute l'économie animale par les communications médiates ou immédiates qu'ils ont avec les plexus épigastriques, & avec toutes les membranes de l'estomac & du canal intestinal. On se convaincra aisément de cette vérité, en se rappelant que dans l'état de santé, comme en celui de maladie, les fonctions de l'estomac sont parfaites ou imparfaites, selon les dispositions du corps.

Le sel marin a la facilité de se dissoudre dans l'eau : celui de la fontaine minérale de Provins doit s'y dissoudre encore plus parfaitement, par rapport à sa combinaison avec les autres principes; il se mêle aisément à toutes les li-

queurs animales, il favorife &
foutient les fécrétions & les excrétions ; il retarde la corruption
des liquides & des folides, & modère fes effets ; d'ailleurs il eft apéritif, fondant, & un puiffant réfo-
lutif.

L'acide marin volatil, outre l'activité qu'il donne aux autres principes des eaux minérales, eft par
lui-même le véritable calmant du
genre nerveux ; il modère les irré-
gularités des ofcillations de fes
fibres ; il en relève le ton, en rétablit & foutient l'élafticité ; en
portant fur les fibres membraneu-
fes des premières voies, il favorife
les digeftions par de légers aga-
cemens fur les membranes déli-
cates des organes qui les opèrent :
de-là, il pénètre par les pores, &
fe répand dans les vifcères, les

chairs, les muscles, & généralement dans toutes les substances animales, dont il favorise & soutient l'activité : en s'insinuant dans la masse des liquides, il en favorise la circulation, la distribution & les concours ; & il devient l'un des principaux coopérateurs des sécrétions, des excrétions, & de toutes les fonctions animales.

Les qualités particulières à chacun des principes des eaux minérales de Provins étant réunies par de justes combinaisons, ne peuvent que former un remède d'autant plus efficace, qu'il est propre à la guérison de plusieurs maladies : il est d'autant plus salutaire, qu'il provient directement d'une nature prévoyante, toujours attentive à la conservation des hommes, à préparer & fournir des secours nécessaires à l'humanité.

On doit inférer de la connoif-
fance des principes qui minéralifent ces eaux, & de leur combinaifon, qu'elles font toniques &
calmantes, ftomachiques, délayan-
tes, apéritives, réfolutives, &
principalement propres à faciliter
la circulation des liquides, à divifer & à prévenir les engorgemens
lymphatiques & les bilieux, à favorifer les fécrétions & les excrétions.

ARTICLE VIII.

Maladies auxquelles les Eaux de Provins font propres, felon des obfervations multipliées.

ON a reconnu dans tous les temps, par une fuite d'obfervations, que les eaux de Provins font un remède très-efficace dans l'épaiffiffement ou la denfité trop confidérable de la maffe des liquides, & principalement de la lymphe ; elles font propres à remédier aux obftructions des vifcères du bas-ventre, à la jauniffe & aux pâles-couleurs qui en dépendent ; elles favorifent l'ordre des digeftions, le rétabliffent lorfqu'il eft altéré, & remédient puiffamment aux inappétences & au dégoût des

alimens. Les eaux de Provins ont
toujours produit de bons effets
dans la cacochymie, dans les cours
de ventre féreux, les bilieux, les
céliaques & les lientériques. Elles
réuffiffent ordinairement dans les
maladies de langueur, qui proviennent d'obftructions ou d'un
appauvriffement de la maffe des
liquides, dans les fièvres qui en
font les fuites & les effets. Ces
eaux font fouveraines dans les fièvres intermittentes rebelles ; elles
ont tous les jours d'heureux fuc-
cès dans les maladies des reins
& de la veffie, fur-tout dans celles
qui font occafionnées par des matières graveleufes & bilieufes. Elles
ont fouvent guéri des rhumatifmes
graves, dont on avoit lieu de dé-
fefpérer. Elles remédient puiffamment aux maladies des femmes,

telles que les dérangemens & la suppreffion des fecours périodiques, les fleurs-blanches, les gonorrhées & les affections hémorroïdales de l'un & de l'autre fexe.

ARTICLE IX.

Ufages des Eaux minérales de Provins.

IL fe commet des abus confidérables dans l'ufage des eaux minérales en général, fur-tout lorfqu'on les prend à la fource; ce font des effets du préjugé, dont on doit fe garantir. J'ai donné dans le premier volume du Traité analytique des inftructions néceffaires & des connoiffances fuffifantes pour les prendre avec avantage, il feroit fuperflu de me répeter; cependant

j'en rappelle quelques particula-
rités essentielles, pour les mettre
plus à portée des malades qui fe-
ront usage des eaux de Provins à
leur source.

Les eaux minérales ne sont pas
un remède indifférent, elles ne sont
des effets salutaires que dans les
maladies auxquelles elles sont propres ; les plus accréditées dans le
public, seroient nuisibles ou perni-
cieuses à des particuliers qui les
prendroient mal-à-propos. Il est
donc essentiel de n'en faire usage
que d'après le conseil des maîtres
dans l'art de guérir ; elles pourroient devenir nuisibles, si l'on ne
s'y étoit préparé par des remèdes
convenables à la maladie a laquelle
elles ont paru nécessaires, tels que
la saignée dans la pléthore sangui-
ne, la purgation dans l'humorale,

& principalement aux dégoûts, aux inappétences, aux dérangemens des fonctions des premières voies & de l'ordre des digestions. Il est souvent essentiel de faire précéder l'usage des eaux par des tisanes, des apozèmes ou des opiates propres aux maladies dont on cherche la guérison. On ne fait ordinairement usage des eaux minérales à leur source, que depuis le commencement du mois de juin, jusqu'au mois d'octobre. On doit prendre les eaux minérales le matin à jeun, le plus près du lever du soleil qu'il est possible, parce qu'à mesure que la chaleur augmente, il se fait une plus grande dissipation de la partie volatile du principe qui les minéralise. Cette évaporation les décompose, diminue leurs vertus, & rend leurs effets plus lents & moins falutaires.

L'un des abus les plus confidérables que l'on commette dans l'ufage des eaux minérales à leur fource, eft de les prendre à des dofes trop fortes, ce qui les rend fouvent plus nuifibles qu'utiles, même dans les maladies auxquelles elles font propres. Lorfque l'eftomac eft furchargé par leur quantité, elles paffent directement par les voies des urines, peu de temps après qu'on les a bues, fans pénétrer dans le fyftême des vaiffeaux : alors les urines font crues, limpides & claires comme l'eau de roche. Lorfqu'on boit les eaux en une quantité moins confidérable, mais trop forte pour la portée de l'eftomac, on ne rend les urines qui en proviennent, qu'environ deux heures après. Elles ne font alors que très-peu colorées ; elles ont pris cette couleur dans les voies des premières digestions, sans avoir passé dans les vaisseaux du sang, ni communiqué avec la masse générale des liquides. Il n'en est pas de même lorsqu'on n'en boit qu'une quantité convenable à la portée des organes des digestions ; alors on les rend plus tard, elles sont plus colorées, & on les distingue par des signes non équivoques de digestions parfaites.

Dans le premier cas, les urines s'infiltrent par les pores des entrailles ou par leur tissu cellulaire, passent directement dans les reins & la vessie, sans pénétrer dans les voies du sang & de la lymphe ; elles ne peuvent donc faire leur effet que dans ces viscères, puisqu'elles ne communiquent point avec les

autres, & qu'elles ne font pas de
féjour dans les organes de la digeftion. Les feuls avantages qu'on
peut efpérer d'une boiffon auffi
abondante, font de laver & de déterger le baffinet des reins, les ca-
libres des uretères, & l'intérieur
des membranes de la veffie. Ces
fecours font fuperflus, s'ils ne font
pas rendus néceffaires par des engorgemens muqueux, glaireux ou
fablonneux des cavités de ces vifcères; ils peuvent être nuifibles en
troublant l'ordre de la digeftion,
& en relâchant les organes def-
tinés à cette fonction principale.

Dans le fecond cas, les organes de
la digeftion étant moins furchar-
gés, retiennent plus long temps
l'eau minérale. Comme dans le
premier cas elle fe fraye des voies
directes vers les reins & la veffie

par où elle s'écoule, alors les urines font un peu plus colorées, mais
fans de vrais fignes de coction, &
fans que l'eau ait produit les effets
qu'on auroit pu en attendre, fi elle
avoit paffé par les voies des digeftions, dans les immenfes divi-
fions du fyftême général des vaiffeaux du fang, de la lymphe, &
des excrémens qui en proviennent. Les bons effets que cette
quantité d'eau pourroit produire,
feroient de délayer les fucs qui
concourent à la digeftion, s'ils
étoient trop denfes, de modérer
l'âcreté de la bile fi elle étoit ex-
ceffive, de divifer les humeurs
muqueufes ou glaireufes, fi par
leur ténacité elles dérangeoient
l'action mécanique des membranes du ventricule & des inteftins
grêles. Dans tout autre cas, une

trop grande quantité d'eau dans les premières voies, débiliteroit l'action nécessaire du canal intestinal, noieroit les sucs digestifs, & nuiroit sensiblement à l'ordre des digestions.

Dans le troisième cas, l'eau minérale, en passant dans le sang, & en se distribuant par les voies modérées de la circulation, donne de l'activité à la masse des liquides, la purifie, en facilite la circulation, débouche les vaisseaux capillaires obstrués ou oblitérés, rétablit leur ton, favorise & soutient leur élasticité, excite & maintient la circulation, les sécrétions & les excrétions, &c. Ces heureux effets n'ont lieu que lorsque l'on fait un usage modéré d'eaux minérales d'après de justes indications prises des tempéramens, des incommodités, ou des maladies auxquelles elles font propres.

On prend les eaux minérales à jeun. Lorfqu'on arrive à leur fource, on en boit un verre d'environ fept à huit onces ; on fe promène enfuite pendant un quart d'heure ; on en prend un fecond verre après cette promenade , & on fe promène de nouveau pendant un autre quart d'heure ; on continue ainfi fucceffivement la boiffon & la promenade , jufqu'à ce qu'on ait pris trois ou quatre verres d'eau, quantité fuffifante pendant les trois ou quatre premiers jours. Dans les fuivans, on peut augmenter les dofes d'un verre ou deux , felon la portée de l'eftomac, qu'il ne faut ni furcharger, ni irriter par une trop grande boiffon. Deux pintes ou quatre livres fuffifent pour les plus fortes doſes, lors même qu'on n'a en vue que de déterger les reins & la veſſie. Il n'en faut pas plus d'une livre & demie, lorſqu'on les prend pour remédier aux fonctions délabrées de l'eſtomac, & deux livres lorſqu'on les prend pour purifier la maſſe des liquides, pour déſobſtruer les vaiſſeaux, pour faciliter les ſécrétions, les excrétions, &c. Ce ſont les doſes ordinaires auxquelles on doit prendre les eaux de Provins.

Les eaux de Provins tiennent quelquefois le ventre libre; d'autres fois elles ne font que paſſer par les urines, & l'on eſt conſtipé. Dans ce dernier cas, il eſt eſſentiel de prendre tous les jours le ſoir, hors le temps de la digeſtion, un ou deux lavemens compoſés d'une décoction de plantes émollientes; ſi les

lavemens ne produiſent pas l'effet
qu'on doit en attendre, on les ren-
dra purgatifs en y délayant deux
ou trois onces de miel commun,
ou de pulpe de caſſe.

Si, pendant qu'on fait uſage des
eaux minérales de Provins, il ſur-
vient des indications qui exigent
des purgatifs, on fera fondre deux
onces & demie ou trois onces de
manne dans le premier verre d'eau.
On retardera de prendre le ſecond
pendant une heure, & enſuite on
continuera de prendre les eaux
comme la veille, ou en plus forte
doſe, s'il paroît néceſſaire pour
favoriſer l'effet de la purgation.
Si la manne ne ſuffiſoit pas pour
purger, on pourroit y ajouter une
légère infuſion de deux gros de
follicules de ſéné. Ces purgatifs
conviennent mieux pendant l'u-
ſage

fage des eaux minérales, que les sels neutres dont on se sert très mal-à-propos dans des cas semblables. Des additions de sels neutres, tels que ceux de Glauber, d'Epsom, &c. ne peuvent qu'occasionner des décompositions des principes salins des eaux minérales, & se décomposer eux-mêmes, altérer les eaux, & faire dans leurs propriétés des changemens considérables, quelquefois même nuisibles.

On peut continuer l'usage des eaux minérales de Provins pendant trois semaines sans interruption, & même pendant un mois, en les prenant à des doses qui les rendent propres à pénétrer dans la masse des liquides, & à dissiper les causes des maladies chroniques. Il est souvent, & presque toujours à propos, dans ces maladies, de les prendre dans les deux saisons, c'est-à-dire dans les mois de juin ou de juillet, & de septembre.

On ne sauroit observer un régime de vie trop frugal & trop exact pendant l'usage des eaux minérales; il faut éviter scrupuleusement toutes sortes d'excès, & les passions de l'ame. Il est essentiel de s'abstenir de crudités, de salures, d'épiceries, & d'alimens difficiles à digérer. On ne se permettra point sur-tout des boissons fortes, ni des liqueurs spiritueuses. On fera des promenades fréquentes, & d'autres exercices modérés. On évitera le sommeil pendant le jour, & l'on ne s'occupera que d'amusemens agréables, & de jeux qui n'assujettissent point l'esprit. On suivra exactement les mêmes usages pendant environ deux mois, après avoir pris les eaux minérales ; car c'est dans ce temps-là que leurs principes disséminés dans la masse des liquides, produisent des effets plus sensibles que ceux qu'ils ont opérés en les prenant à la source.

FIN.

Post scriptum. Dans la nouvelle édition du *Dictionnaire de Chimie*, in-4°, page 406, l'auteur, en rapportant que l'alkali volatil caustique ne décompose point les sels neutres à base terreuse calcaire, ajoute, que *personne avant lui n'a donné l'explication de cet effet si digne d'attention.* Cependant on trouve cette expérience, & l'explication ou la raison de ce que l'alkali volatil caustique ne produit pas cet effet, dans le *Parallèle des Eaux minérales d'Allemagne*, à l'article des eaux de Pouillon, page 13, & dans la cinquième section, ouvrage qui a été publié un an avant la nouvelle édition du Dictionnaire.

9 782329 253572